DU

SALICYLATE DE SOUDE

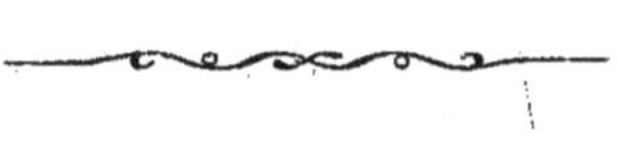

ET DE SON EMPLOI

DANS L'ACCÈS DE GOUTTE

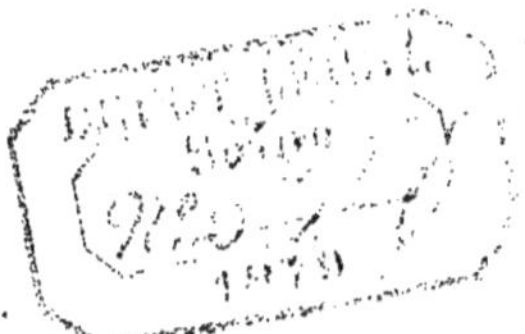

BIBLIOTHÈQUE NATIONALE R.F. IMPRIMÉS

Messieurs,

Vous avez demandé la mise à l'ordre du jour de la question du salicylate de soude et de ses applications thérapeutiques ; aucun de vous n'ayant pris la parole, je viens, sur l'invitation de notre cher secrétaire général, vous faire part de ce que j'ai observé et de ce que j'ai appris sur ce sujet, afin d'engager la discussion et de provoquer ainsi vos savantes observations.

Me trouvant tous les ans, à Vittel, en relation avec un grand nombre de goutteux et assistant pendant l'hiver aux recherches qui se poursuivent dans les services de clinique et autres des hôpitaux de Paris, j'ai réuni une série de documents qui m'ont permis de me faire sur la question les opinions que je vais avoir l'honneur de vous soumettre.

Pour y arriver :

1o J'ai administré le salicylate ;

2o J'ai demandé aux maîtres et aux praticiens leurs appréciations.

3o J'ai interrogé les malades qui avaient fait usage du salicylate ;

Mes observations personnelles datent, pour la plupart, de 1877. Je ne citerai, pour l'instant, que les trois cas qui m'ont le plus frappé :

Le premier est celui d'un malade qui arrivait à Vittel au début d'un accès de

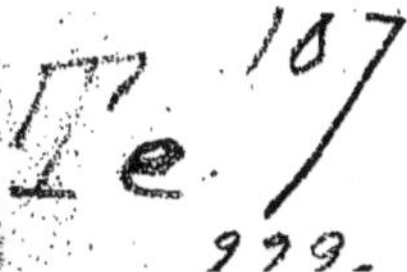

goutte, et, par conséquent, dans des conditions telles que je ne pouvais lui faire suivre le traitement hydrominéral avant un temps très-long selon toute apparence, car les accès, chez lui, duraient six semaines environ.

Avec l'assentiment de mon regretté maître, le professeur Hirtz, médecin du malade, je prescrivis le salicylate de soude à la dose de 6 grammes, à prendre en six paquets, un de deux en deux heures, en recommandant d'ingérer, après chaque dose, un verre d'eau, de tisane ou de lait.

Mon malade était un homme de 60 ans, parfaitement constitué, qui avait présenté des accidents hépatiques et quelques douleurs néphrétiques légères antérieurement, mais qui ne présentait plus depuis plusieurs années que des manifestations articulaires aiguës de la diathèse, des accès de goutte annuels, survenant au printemps, durant de six semaines à deux mois, et quelques troubles de la miction qui me firent penser à l'existence possible d'une pierre vésicale. (Il y en avait une, en effet; elle a été depuis directement constatée et extraite par la lithotritie.) Il n'y avait ni sucre ni albumine dans les urines (1).

L'état gastrique assez accusé que présentait le malade avait été combattu par un laxatif et la diète.

Après ingestion de la quatrième dose de salicylate survinrent : de la douleur épigastrique, du météorisme, des renvois gazeux insipides, d'abord, puis du hoquet. Le médicament fut suspendu jusqu'à la nuit et repris à huit heures et à onze heures. Le mouvement fébrile qui survenait dans la soirée fut le même que la veille, le sommeil fut peu profond, interrompu, les douleurs articulaires non atténuées. Les douleurs gastriques reparurent et durèrent deux heures environ après l'ingestion de la dernière dose; il n'y eut pas de phénomènes physiologiques vraiment pénibles, je notai seulement : sensations céphaliques mal caractérisées ; urines rares.

Le lendemain, je prescrivis un lavement laxatif (le malade n'ayant pas eu de selle depuis l'avant-veille, jour où il avait pris un laxatif) et de nouveau 6 grammes de salicylate et de l'eau de Vichy (source des Célestins), une bouteille, à prendre en six doses égales, une après ingestion de chaque cachet de salicylate, cette eau étant le remède préféré du malade quand il souffre de l'estomac. Les mêmes troubles gastriques que la veille se produisant avec une intensité croissant avec la quantité du médicament, je dus suspendre la médication instituée, après la qua-

_____

(1) Pénétré profondément de cette pensée que les troubles urinaires ont une influence très-grande sur les déterminations articulaires de la diathèse et du danger inhérent à la présence d'une pierre dans la vessie, alors même qu'elle ne se manifeste que par des symptômes peu accusés, j'ai fait tous mes efforts pour décider le malade à une opération qu'il redoutait extrêmement et dont il ne voyait pas la nécessité immédiate. J'ai appris récemment qu'il était guéri, et j'espère que le traitement de la goutte pourra, dès lors, être efficace, alors qu'il eût très-probablement complétement échoué avant l'extraction de la pierre.

trième dose de salicylate. La douleur carpienne fut moins vive pendant la nuit que la veille, et il y eut de légers bourdonnements d'oreilles; le mouvement fébrile ne fut pas modifié, les urines furent rares et légèrement ictériques. Le lendemain, la constipation persistant, et un ictère sous-conjonctival se manifestant en même temps que de la tuméfaction du foie et un embarras gastrique très-prononcé, je fis prendre : eau d'Huniady Janos, 3 verres à bordeaux, à un quart d'heure d'intervalle. Il y eut deux selles dans la matinée et une dans la journée. Dans la soirée se manifesta une amélioration notable du côté de l'état général, du côté des voies digestives et des articulations carpiennes.

A dater de ce jour, il y eut diminution progressive des symptômes d'ordre hépatique, persistance de l'embarras gastrique, cependant moins intense qu'auparavant, persistance de la constipation, d'une hyperthermie légère le soir et des douleurs articulaires subaiguës, envahissement successif du poignet droit, du pied droit (articulations tarsiennes et métatarso-phalangienne du gros orteil), du pied gauche (mêmes articulations) du genou droit et du genou gauche. L'application de laudanum, de vésicatoires volants à l'ammoniaque, et l'administration de quelques doses de quinine et de colchique terminèrent la crise aiguë après vingt jours de durée. Il restait de la gêne, de l'endolorissement et de la tuméfaction du côté des parties atteintes, symptômes que je comptais voir disparaître comme après les accès antérieurs. J'ai appris depuis que, malgré la moindre durée de la période aiguë, la convalescence avait été plus lente qu'elle ne l'était habituellement.

Le deuxième cas est celui d'une dame qui, à la même époque, juin 1877, m'était adressée à Vittel avec le diagnostic de *rhumatisme goutteux;* les articulations carpiennes, carpo-métacarpiennes, métacarpo-phalangiennes et inter-phalangiennes étaient douloureuses et tuméfiées. Le début de la maladie remontait à six mois; sa marche était rémittente; je l'observais au début d'une exacerbation, accompagnée d'un très-léger mouvement fébrile. Je prescrivis le salicylate de soude à la dose de 4 grammes par jour en 6 paquets, à prendre de deux en deux heures dans la journée. Après deux jours de traitement, une amélioration sensible se manifestait; l'exacerbation avait été arrêtée, les douleurs spontanées avaient disparu, mais la tuméfaction et les douleurs durant les mouvements actifs persistaient. Continué pendant plusieurs jours encore, le salicylate ne donna plus d'autres résultats. Il avait modifié l'état subaigu, il était sans action sur l'état chronique.

Quelque temps après, un rhumatisant ayant contracté une entorse grave, et pensant faire disparaître en même temps la douleur et le gonflement, avait mis son pied sous la chute d'une fontaine, et l'y avait laissé pendant un temps assez long; le soir même, il était pris de fièvre et de douleurs très-violentes dans le pied malade, avec gonflement et rougeur; le lendemain, le genou se prenait à son tour. Ayant été appelé quatre jours après le début des accidents, je constatai : état fébrile, embarras gastrique, constipation, rougeur du genou et du pied droit, accompagnée de douleurs, spontanées, exagérées par la pression et le mouvement. Rien au cœur, rien dans les urines. Insomnie complète depuis le début. Je prescrivis un léger purgatif salin ; puis, dans la journée, salicylate de soude, 6 grammes en 6 paquets, à prendre : 4 d'heure en heure, 2 de deux heures en deux heures, et, pour le lendemain : salicylate de soude, même dose, mais à commencer dès le matin.

Dans la nuit qui suivit l'ingestion des premières doses, il n'y eut aucun changement ; il y eut quelques bourdonnements et de la céphalalgie ; dès la première partie de la deuxième nuit, il y eut diminution des douleurs, et, malgré les bourdonnements d'oreilles, le sommeil survint, et dura deux heures environ. La médication, continuée pendant trois jours à la même dose, amena la disparition complète des douleurs du genou, ainsi que des douleurs rhumatismales qui, dans le pied, avaient compliqué celles de l'entorse. Le salicylate fut continué pendant deux jours à la dose de 5 grammes ; puis encore, pendant un jour, à la dose de 4 grammes. Le rhumatisme ne reparut pas.

Ces trois observations, recueillies par moi à peu près au même moment, m'ont paru d'autant plus intéressantes à vous citer qu'elles donnent pour moi la mesure de ce que l'on est en droit d'attendre de l'emploi du salicylate dans des cas analogues.

Peu après ma tentative de traitement de l'accès de goutte par le salicylate, je lisais, dans les comptes rendus de l'Académie, les brillants résultats obtenus par M. le professeur Sée. Je suspendis dès lors mon appréciation et j'attendis, pour faire de nouveaux essais, de m'être plus complétement renseigné sur la valeur et l'innocuité de la nouvelle médication.

Voici tout d'abord, brièvement résumés, les renseignements qui m'ont été obligeamment fournis par des maîtres dont personne ne songerait à contester le talent et l'impartialité :

M. Bouchard a noté l'évolution régulière de la maladie avec tous ses symptômes, sauf la douleur, malgré l'emploi du salicylate. Aussi considère-t-il le salicylate comme un moyen puissant de calmer la douleur pendant l'accès de goutte, et l'emploie-t-il, en pareil cas, exclusivement comme tel.

M. Charcot, quoique non absolument convaincu du danger inhérent au traitement actif de l'accès de goutte, n'est pas partisan de l'emploi du salicylate, qu'il considère comme infidèle et parfois dangereux.

M. Frémy ayant observé, dans deux cas de goutte, des accidents résultant de l'exagération ou de la persistance des phénomènes physiologiques, dus probablement à une élimination, irrégulière imparfaite du médicament, a renoncé à son emploi.

M. Gueneau de Mussy n'a jamais tenté l'emploi de la médication salicylée telle qu'elle a été formulée devant l'Académie, parce qu'il a redouté et les accidents qui peuvent résulter de la brusque suppression des manifestations goutteuses et les accidents qui peuvent résulter directement de la médication. Il a eu depuis connaissance d'accidents graves et de cas de mort imputables à ce traitement; il le considère comme dangereux, et le signale comme tel à ses élèves.

M. Gubler, cité par M. Revillout, a déclaré avoir très-souvent employé soit l'acide salicylique, soit les salicylates sans en voir résulter aucun effet notable dans les arthrites ou arthralgies de nature les plus diverses.

M. Hérard, qui, dans le rhumatisme aigu, donne généralement 7, 5 et 3 grammes d'acide salicylique dans les trois premiers jours de traitement, ne se montre pas partisan de la même pratique dans l'accès de goutte. Il estime que les propriétés analgésiques de l'acide salicylique, propriétés qu'il a plusieurs fois constatées, notamment dans un cas de névralgie rebelle, doivent seules, en pareil cas, être utilisées.

M. Lasègue n'a pas employé l'acide salicylique dans l'accès de goutte; s'il l'employait, ce ne serait pas à dose élevée, et pas au début de l'accès. Il donnerait la préférence au colchique, s'il jugeait à propos d'intervenir.

M. Lecorché, qui, outre ses malades de la ville, voit annuellement, à la Maison municipale de santé, de 15 à 20 malades atteints d'accès de goutte, et qui n'a employé le salicylate qu'en l'absence de toute lésion rénale appréciable, n'a obtenu que des résultats incomplets. Souvent il a observé une diminution des phénomènes douloureux; mais cet effet n'a pas été constant, et généralement le paroxysme goutteux a suivi, malgré la médication, ses phases habituelles. M. Lecorché a noté assez souvent des retours offensifs de la maladie, succédant à la sédation produite primitivement par la médication salicylée; aussi, malgré quelques résultats vraiment remarquables dont il a eu connaissance, est-il en méfiance contre un médicament qu'il considère comme souvent infidèle et parfois dangereux, et lui préfère-t-il le colchique.

M. Moutard-Martin a plusieurs fois administré avec succès le salicylate de soude dans l'accès de goutte. En l'absence de contre-indications spéciales à son emploi, surtout du côté des reins, il ne craint pas de le prescrire dès le début, mais à dose modérée, 4 grammes généralement; il a observé parfois des insuccès, mais jamais des accidents consécutifs ou imputables à cette médication.

M. Oulmont, qui a vu des faits remarquables témoignant de l'action analgésiante de l'acide salicylique et de ses composés, pense que c'est cette action qui, dans la goutte, doit être mise à profit, mais que l'administration exclusive de ce médicament ne saurait constituer la thérapeutique de l'accès. Il a observé récemment un cas remarquable de guérison de l'accès de goutte, chez un goutteux atteint depuis longtemps, et, d'une manière générale, il ne redoute pas l'emploi bien dirigé de l'acide salicylique et des salicylates.

M. Raynaud (Maurice) m'a dit avoir employé le salicylate de soude dans l'accès de goutte, et dès le début de l'accès ; il n'a jamais observé d'accidents et il a obtenu, dans un cas notamment, de très-bons résultats. Il ne formule encore aucune conclusion, mais il considère jusqu'à présent le salicylate de soude comme un bon moyen de guérir, d'entraver ou de diminuer, dans leur intensité et leur durée, les accès de goutte.

M. Sée a été « frappé de la promptitude avec laquelle les accès de goutte aiguë les plus douloureux sont enrayés. » Il estime que « la guérison peut être complète, sans qu'il se produise aucune métastase sur le cœur, l'estomac, les organes respiratoires ou le cerveau », et il ne lui « a pas été donné une seule fois, dans les 21 cas qu'il a pu suivre (ceux qui ont été signalés à l'Académie), d'observer la moindre rétrocession de la goutte vers les organes internes. »

En présence d'opinions aussi divergentes, je dirai presque aussi diamétralement opposées, il me paraissait prudent de rester encore observateur, et de ne se prononcer qu'après un complément d'instruction dont les malades eux-mêmes fourniraient les éléments. Voici les résultats de mon enquête auprès de ces derniers :

J'ai, cette année, donné des soins, à Vittel, à 39 goutteux, dont 32 hommes et 7 femmes. Sur ces 39 malades : 6 avaient fait usage du salicylate, 5 avaient refusé d'en prendre, ayant eu connaissance d'accidents imputés ou imputables au médicament ; chez aucun d'eux, il n'a produit des résultats complets, comme ceux qu'on observe souvent dans le rhumatisme.

Chez l'un d'eux, M. S..., pharmacien à Paris, il a amené, dès le deuxième jour de son administration, une diminution très-marquée de la douleur, au prix de bourdonnements d'oreilles et de céphalalgie, et d'un certain degré de stupeur. Il a été pris aux doses de : 7 grammes le premier jour (troisième jour de l'accès), 4 grammes le deuxième jour, 2 grammes le troisième et le quatrième jour. Le malade a souffert pendant dix-huit jours, a dû garder le lit pendant douze jours, et n'a été guéri qu'après un mois. Il a maigri de 16 kilogrammes durant cette période. Le premier accès, qui avait éclaté en 1871, n'avait duré que cinq jours. M. S... est un homme de 30 ans qui n'a présenté, antérieurement à la dernière atteinte, que de très-légers troubles urinaires, sans douleurs rénales, et des migraines fréquentes précédées d'embarras gastrique.

Chez un malade, M. C..., de Montbéliard, homme vigoureux de 42 ans, atteint de goutte héréditaire à manifestations récentes, deux accès en huit mois, l'un en février, l'autre en novembre 1877, le salicylate de soude à la dose de quatre cuillerées par jour (4 grammes?) a calmé la douleur, sans amener d'autre modification du côté de l'état local ni du côté de l'état général, et, malgré des troubles dyspeptiques préexistants, n'a pas amené d'accidents du côté des voies digestives. La maladie a évolué normalement; diminuée seulement quant à ses symptômes douloureux qui se manifestaient de nouveau avec leur intensité première, si on suspendait l'emploi du médicament, qui a dû, pour ce motif, être continué pendant huit jours. La convalescence n'a rien présenté de particulier.

Chez deux malades : M. E..., 51 ans, atteint depuis cinq ans de goutte acquise, à accès éloignés, et de troubles gastriques caractérisés surtout par des vomissements survenant habituellement le matin, parfois le matin et après les repas ; et Mme W..., femme de 60 ans environ, et de constitution délicate, affectée depuis longtemps de susceptibilité excessive des voies digestives, le salicylate de soude à dose faible a très-légèrement calmé la douleur, a produit des troubles gastriques analogues à ceux que j'ai notés chez le malade dont j'ai rapporté plus haut l'observation, et n'a nullement entravé la marche des accès. Chez les deux, le médicament, administré à la dose de 4 grammes, a produit les accidents ci-dessus dès le deuxième jour, et a dû être supprimé le quatrième jour.

Chez les deux autres malades, le salicylate a manifestement aggravé la situation. L'un est un homme de 48 ans, M. D. L..., de Barcelone, goutteux par hérédité, qui a été atteint, pour la première fois, à l'âge de 26 ans. Il a eu d'emblée des accès bisannuels qui, sous l'influence de la médecine Leroy, des pilules de Lartigue, puis du colchique, de l'iodure de potassium, de la propylamine, de la liqueur Laville, se sont rapprochés et ont diminué d'intensité. Une seule fois, depuis quinze ans, trois à quatre mois se sont écoulés sans accès après l'emploi du colchique, de l'iodure, de la propylamine et des bains alcalins. Depuis, jusqu'à octobre 1877, les accès sont redevenus fréquents, ne laissant entre eux que trois semaines à un mois de répit. Depuis lors, et manifestement sous l'influence du salicylate de soude, les accès ont reparu tous les huit jours ; pour les calmer et trouver ainsi quelques jours sans souffrance, ce malade est revenu à la liqueur Laville.

Le second de ces malades est un homme de 39 ans, M. L. P..., de Paris, goutteux par hérédité, présentant les traits les plus caractéristiques de l'habitus goutteux. Il est atteint depuis 1870; il a eu d'abord trois accès à six mois d'intervalle ; puis des coliques néphrétiques nombreuses, dont deux à trois très-aiguës, en deux ans, sans expulsion de calculs ni de sang, puis émission habituelle d'urine laissant déposer des urates en abondance auxquelles ont succédé des urines absolument limpides et pâles. Depuis quatre ans, les accès de goutte ont reparu, au nombre de trois à quatre par an; durant dix à douze jours, pendant un an, ils ont été modifiés heureusement dans leur intensité et dans leur durée, et un peu même dans leur fréquence (fait exceptionnel), par la liqueur Laville qui cependant, en décembre 1877, a été abandonnée pour le salicylate de soude. L'accès pendant lequel il en a été fait usage a duré un mois, et il n'y a pas eu depuis guérison complète. Il y a eu exagération très-accusée dans les transpirations auxquelles déjà le malade était sujet et affaiblissement très-manifeste. Je n'affirmerais pas que, dans ce cas, l'emploi antérieur de la liqueur Laville ait été pour rien dans les effets fâcheux observés après ingestion du salicylate, mais, à coup sûr, celui-ci a aggravé l'état du malade et a été sans action favorable sur la manifestation aiguë de son affection.

Telle est l'histoire résumée des 6 malades qui, avant de s'être confiés à mes soins, avaient pris du salicylate.

Les 5 malades qui avaient refusé d'en prendre avaient eu connaissance d'accidents graves immédiats ou médiats, que les médecins ou les patients avaient attribués au médicament employé. Ceux qui les avaient le plus frappés étaient d'abord les cas de mort brusquement survenue pendant la durée d'un accès, puis les cas dans lesquels les troubles de l'ouïe et des fonctions cérébrales avaient persisté longtemps après cessation du médicament, et enfin les troubles digestifs et urinaires qui leur avaient été signalés. Ces faits, avec indication des localités, des malades et des médecins, m'ayant été rapportés par des malades très-instruits et très-intelligents, je leur accorde assez d'importance pour en faire un argument digne de figurer dans notre discussion.

L'inconstance des résultats obtenus et la crainte des accidents peuvent seuls m'expliquer en même temps et la faible proportion, 6/39, de goutteux traités par le salicylate, et la forte proportion, 5/39, de ceux qui ont ouvertement refusé le secours d'un moyen qui a calmé parfois si subitement ces atroces douleurs capables de faire tout accepter, et la décadence rapide de la médication salicylée dans la goutte : 5/39 malades, en effet, y ont été soumis en 1877, au moment de l'accès d'automne-hiver; 1/39 seulement y a été soumis en 1878, au moment de l'accès du printemps, et le printemps de 1878 a été des plus féconds en accès de goutte. Si j'étais dans les conditions voulues pour faire une statistique analogue au sujet du rhumatisme articulaire, je suis certain que ce ne serait pas 6/39 que je trouverais, mais 25 ou 30 pour 39, peut-être même davantage, parce qu'en effet, dans le plus grand nombre des cas de rhumatisme, le salicylate s'est montré un exellent moyen de traitement.

M. le professeur Sée a annoncé, il y a un mois environ, une leçon clinique sur le salicylate et son emploi dans le rhumatisme et dans la goutte; elle n'a pas encore été faite; je le regrette vivement, car elle aurait assurément fourni à cette discussion d'importantes appréciations et de nouveaux faits. Je ne puis donc, aujourd'hui, considérer comme exprimant l'opinion exacte du savant professeur que le mémoire présenté à l'Académie l'année dernière. Aussi, laissant parler les faits, je suis obligé de reconnaître qu'ils sont venus jusqu'à présent déposer en majorité contre cette assertion, que « c'est dans la goutte aiguë et chronique que « les résultats (de l'emploi du salicylate) sont le plus remarquables », et je ne puis considérer avec M. le professeur Sée le salicylate comme « le médicament par « excellence de la goutte » ..... « N'ayant aucune analogie avec aucun des médi- « caments connus. »

Depuis l'époque où cette importante communication a été faite à l'Académie, les résultats se sont multipliés avec leur contingent obligé, sinon nécessaire, de succès et de revers, mais surtout de demi-succès et de demi-insuccès. Aussi, si pour juger de l'enthousiasme qu'a excité la médication nouvelle, on pouvait tracer une courbe comme on le fait pour une épidémie ou pour une maladie, on verrait la ligne d'ascension presque verticale, et la ligne de descente très-légèrement oblique et séparée à son origine de la première par un plateau très-peu accusé. C'est en effet en quelques mois seulement que la vogue, la défaveur et l'indifférence ont fait tour à tour du salicylate le grand remède, le moyen dangereux, l'un des médicaments de l'accès de goutte. Quelle en est la raison ? C'est qu'à côté des coups de maître que l'on peut faire avec lui, à côté de ces résultats aussi surprenants par leur rapidité, leur instantanéité que par leur inocuité, il y a eu des cas de mort très-rapide, vraiment imputables sinon directement au médicament, du moins à son action perturbatrice, et des accidents graves par leur intensité et par leur durée; et ces accidents sont toujours à redouter chez des malades qui présentent en général à l'emploi du salicylate une ou plusieurs des contre-indications qui ont été, pour la plupart, signalées par M. Sée lui-même, et que je vais rappeler.

1º *Du côté des voies digestives* existent très-souvent, chez les goutteux, des troubles dyspeptiques, nés de la diathèse chez les uns, point de départ de la goutte chez les autres, et assez souvent des douleurs paroxystiques violentes qui ont été tour à tour attribuées à une névropathie, à une métastase, à une colique hépatique fruste, etc., etc., mais qui, quels que soient leur essence et leur point de départ, sont intimement liées à l'état goutteux. Or, le salicylate produit souvent, comme l'acide salicylique, quoique à un moindre degré, des douleurs gastriques, des troubles dyspeptiques, des nausées, du météorisme. C'est là ce qui résulte de ce que j'ai observé et de ce que j'ai appris par la lecture des observations.

La précaution recommandée de faire ingérer, après chaque dose, de l'eau, de la tisane ou du lait, ne suffit pas toujours à les empêcher. La congestion hépatique que j'ai observée peut d'autant mieux se manifester pendant l'administration du salicylate, que celui-ci est moins bien éliminé, et que le plus souvent la congestion hépatique survient spontanément pendant l'accès de goutte. Elle ne paraît pourtant pas avoir attiré l'attention.

2° *Du côté des voies urinaires.* C'est là que se trouvent chez les goutteux les principales contre-indications à la médication salicylée ; les médicaments actifs, en effet, ainsi que l'a très-justement formulé M. Bouchard, deviennent toxiques, même à petites doses, dans le cas où il y a une altération du rein. Or, superficielle ou profonde, physiologique ou anatomique, l'altération rénale est la règle chez les goutteux ; on ne pourrait s'expliquer autrement ces variations radicales, survenant d'un jour à l'autre et pour un temps plus ou moins long, *sans cause appréciable*, dans l'aspect et la composition des urines chez ces malades, même avant l'explosion des accidents articulaires. Chez eux, en effet, des urines abondantes, pâles, limpides, émises fréquemment, ressemblant à des urines hystériques, alternent avec des urines peu abondantes, foncées en couleur, troubles parfois dès l'émission, se troublant presque toujours peu après.

L'élimination des matériaux usés qui assure l'épuration organique est profondément troublée, essentiellement irrégulière, lorsque encore des simptômes abarticulaires se sont seuls manifestés. A cette période pour ainsi dire prodromique, on ne peut, par cela même, être assuré de l'élimination régulière d'un médicament. Plus tard, quand des dépôts uratiques intercanaliculaires se sont formés ; quand il y a un certain degré de sclérose ; quand, par conséquent, vaisseaux et tubes ont été secondairement modifiés, l'élimination de toute substance par la voie rénale est sûrement imparfaite et irrégulière. Le danger d'un pareil état de choses est d'autant plus grand dans le cas spécial, que, par le fait même de la médication, il y a à craindre de voir l'inflammation canaliculaire succéder à la congestion et l'albuminurie se manifester comme conséquence naturelle et, pour ainsi dire, obligée de la congestion et de la lésion épithéliale. Des faits d'albuminurie consécutive à l'administration du salicylate ont d'ailleurs été signalés chez des individus sains, en apparence, quant à leurs fonctions uro-poiétiques, et M. Lecorché a observé, dans un cas, une hématurie rénale directement imputable à l'emploi du salicylate dans des conditions où rien n'avait pu faire prévoir cette conséquence fâcheuse.

L'élimination de l'acide salicylique et des salicylates se fait normalement, par la voie rénale, dans la proportion de 60 p. 100 environ ; elle commence peu d'instants après l'ingestion (15 minutes, dit M. Hogg ; 10 minutes, dit M. Sée), et elle se prolonge, d'après les recherches de MM. Bouchard et Chauvet, pour 2 grammes, pendant 45 heures ; pour 8 grammes, pendant 65 heures. Dans les états pathologiques des reins, au contraire, l'élimination est très-lente : 90 heures pour 2 grammes d'acide chez un saturnin ; puis 88 heures pour 2 grammes chez le même malade. Six jours pour 8 grammes de salicylate pris pendant deux jours consécutifs. (Exp. MM. Bouchard et Chauvet.)

L'élimination par les urines se termine, dit M. Sée, au bout de 24 ou 48 heures. Elle peut durer jusqu'au quatorzième jour après la cessation du traitement, dit M. Hogg; il y a donc des différences énormes entre la rapidité d'élimination, suivant les cas dans lesquels est administré le médicament, et la lenteur de l'élimination a plusieurs fois rendu compte des effets fâcheux de la médication. La rétention ou l'accumulation avaient été la cause immédiate des accidents. Chez les goutteux, chez les saturnins, chez les vieillards; chez tous ceux qui peuvent avoir, à un degré quelconque, une altération rénale, et chez tous ceux qui ont à redouter la congestion rénale, l'emploi des salicylates est contre-indiqué, à cause des dangers inhérents à l'irrégularité de leur élimination. Nous allons voir que leur emploi est aussi contre-indiqué, à cause des modifications qu'ils impriment à la constitution des déchets organiques entraînés par les urines.

M. Gubler dit que l'action diurétique de l'acide salicylique et du salicylate se manifeste rarement, et M. A. Robin, observant chez des typhoïques, a noté, comme conséquence de l'absorption de l'acide salicylique, une diminution plus ou moins marquée, mais constante, de la quantité des urines, tantôt s'établissant d'emblée, tantôt succédant à une légère augmentation essentiellement passagère, et les mêmes auteurs ont démontré qu'il y a en outre, dans l'urine, une augmentation de densité proportionnellement supérieure à la diminution de quantité et une augmentation très-notable dans la proportion des matériaux solides éliminés, des matières extractives spécialement. Il y a le plus souvent, et parallèlement, abaissement très-considérable du chiffre de l'urée. C'est ainsi que notre collègue, le docteur Chéron, a vu l'urée tomber à la proportion infime de 3 p. 1,000 et, M. Sée, l'acide urique monter à la proportion excessive de 3 p. 1,000, et même plus. Il y aurait en même temps, d'après les recherches de M. Sée, soustraction à l'économie de quantités considérables de glycocolle. L'acide salicylique paraît, de plus, entraîner des proportions tellement exagérées de phosphates et de carbonates terreux, ainsi que l'ont noté MM. Riess, A. Robin, Hogg, que notre honorable président, M. Blondeau, se basant sur les résultats de leurs recherches et ceux qu'ont obtenus MM. Lilley, J. Duffey, Koster, a appuyé de l'autorité de sa parole, en la reproduisant, l'opinion exprimée par ces derniers, à savoir : que l'acide salicylique administré pendant longtemps pourrait exercer une action malfaisante, destructive, sur le tissu osseux. Je ne me range pas à cette manière de voir, je ne fais que la mentionner, le rôle du médicament, en tant qu'acide, n'étant pas suffisamment déterminé.

Le corps qui a le plus attiré l'attention dans l'examen des urines émises sous l'influence du salicylate est l'acide urique. M. Sée l'a vu atteindre, comme je l'ai dit, le chiffre de 3 p. 1,000; mais était-ce pendant l'état de fièvre, et quelle était la quantité totale d'urine émise en vingt-quatre heures? 3 grammes d'acide urique représentent sensiblement trois fois la quantité de ce corps qui peut être en circulation dans le sang d'un goutteux pesant 80 kilog., en admettant les chiffres donnés par Garrod comme représentant les proportions d'acide urique dans le sang des goutteux (de 0,028 à 0,175 d'acide urique p. 1,000 de sang), et le poids du sang en circulation étant calculé sur 1/10e du poids du corps. Si, toutes choses égales d'ailleurs, le chiffre de l'urine émise en vingt-quatre heures restait normal, c'est-à-dire de 1,400 à 1,600 grammes, ce ne serait plus 3 grammes, mais bien 4 gram. 20 à 4 gram. 80 d'acide urique qui seraient éliminés sous l'influence et par l'effet du salicylate, autrement dit quatre fois environ la quantité que le sang en circulation peut retenir.

Si tout l'acide urique ainsi éliminé pouvait être considéré comme de l'acide urique préformé, retenu dans l'économie, dans les tissus fibreux, la rate, le foie, les articulations ou les reins, et mis en liberté par l'action du médicament, j'applaudirais à cette débâcle, et j'entreverrais la guérison complète des goutteux qui se soumettraient par intervalles à la médication salicylée; mais l'acide urique. produit si rapidement en quantité si considérable, peut avoir d'autres sources : la fièvre, l'indigestion provoquent ces changements de rapports entre les proportions des extractifs et des autres constituants de l'urine, et la fièvre comme l'indigestion, loin d'épurer l'économie de l'acide urique qu'elle contient déjà, provoque ou augmente sa rétention. C'est le témoignage d'une élaboration incomplète des matériaux azotés, puisés dans l'organisme qu'on voit dans ces dépôts urinaires, et non le témoignage d'une élimination critique des surcharges uriques de l'économie.

Il y a dans les indigestions avec diarrhée, ainsi d'ailleurs que cela a été observé, notamment par Lehmann, peu d'urée, peu d'acide urique éliminé par l'urine, mais changement de rapport entre les quantités de ces deux produits et excès relatif très-manifeste d'acide urique. Ces modifications coïncident avec une diminution plus ou moins considérable, mais constante, de la quantité d'urine émise en vingt-quatre heures. Les phénomènes observés dans ces cas sont analogues à ceux qui résultent de l'alimentation insuffisante, de l'inanition; ce sont eux qui ont fait croire souvent, en pareil cas, à un grand excès absolu d'élimination urique. Les choses se passent-elles ainsi sous l'influence du salicylate, ou bien y a-t-il alors production exagérée d'une manière absolue d'acide urique, comme il arrive quand la nutrition, la vie végétative sont profondément troublées, et y a-t-il corrélativement diminution dans la quantité d'urée fabriquée et éliminée? Ce sont ces dernières modifications dans la composition des urines, que nous voyons se manifester dans les maladies qui amènent des troubles graves dans la circulation et dans l'hématose, ce sont aussi ces modifications qu'on a signalées sous l'influence des hautes doses d'acide salicylique ou de salicylate. Les résultats des recherches de MM. Gubler et A. Robin témoignent directement de l'analogie existant entre les modifications urinaires produites lors des troubles graves de la nutrition et lors de l'administration du salicylate.

M. Gubler, en effet, a signalé dans les urines la présence de certaines proportions d'indigose urinaire comme indice de déchéance du tri-splanchnique, de ralentissement dans la vie végétative. Or, MM. Gubler et A. Robin ont trouvé plus tard une augmentation notable de l'indigose urinaire dans les cas de fièvre typhoïde traités par l'acide salicylique, et M. Sée a noté de son côté l'augmentation de l'indican. De plus, les phosphates et les sels qui servent pour ainsi dire de squelette, de charpente minérale à la cellule, se retrouvent en proportion et en quantité excessives dans les urines, et témoignent d'une désassimilation destructive exagérée.

Ces modifications observées dans les urines me conduisent à parler des contre-indications à l'emploi de l'acide salicylique qui existent parfois, chez les goutteux, du côté du *système nerveux*. La céphalalgie, la migraine, les névralgies, les vertiges, sont fréquents chez les goutteux, mais insuffisants le plus souvent à créer des contre-indications à la médication salicylée. Il en est tout autrement de l'état d'adynamie relative qui se montre chez un assez grand nombre d'entre eux, pendant un temps plus ou moins long, après les accès. J'ai rapporté l'observation de deux malades qui, après un traitement par le salicylate, avaient éprouvé une faiblesse générale très-accusée, se traduisant chez l'un par des transpirations profuses sous l'influence du plus petit effort, chez l'autre par un sentiment de dépression qu'il traduisait par le mot anéantissement ; j'ai en outre entendu un certain nombre de goutteux m'affirmer qu'ils avaient éprouvé, après l'emploi du salicylate, une faiblesse inaccoutumée dans les membres qui avaient été le siége de la douleur et un état de malaise général très-pénible.

Chez les ataxiques, qui, il y a dix-huit mois environ, ont presque tous cherché l'atténuation de leurs souffrances et la guérison dans la médication salicylée, il y a eu des accidents parétiques et paralytiques nombreux, dont quelques-uns ont cédé spontanément peu après la suppression du médicament, dont la plupart ont cédé après un traitement approprié (courants continus spécialement), dont certains ont persisté malgré tous les moyens employés. Généralement les névralgies, les douleurs fulgurantes avaient été calmées, mais le plus souvent au prix des accidents que je signale ou tout au moins d'un affaiblissement marqué. C'est là ce qui résulte des faits et des appréciations qu'ont bien voulu me communiquer M. Charcot et M. Joffroy. Quelques-uns ont vu les douleurs reparaître après la cessation du médicament qui, repris alors, devenait progressivement de moins en moins efficace. Le salicylate me paraît, à en juger par l'affaissement, la prostration, le collapsus qui succèdent parfois à son emploi, exercer sur le bulbe une action inverse de celle qui est exercée par les névrosthéniques, action qui doit être attentivement surveillée.

Il a, malgré les inconvénients que je viens de signaler, donné lieu souvent à des guérisons remarquables de névralgies anciennes et rebelles. J'ai vu, pour ma part, un certain nombre de névralgies, qu'on peut justement appeler rhumatismales, soit à cause de leur origine, soit à cause des conditions qui président au développement de leurs exacerbations, manifestement améliorées sinon guéries, par l'emploi du salicylate de soude pris à la dose de 7 à 4 grammes. M. Oulmont m'a cité l'observation remarquable d'une malade arthritique, atteinte de douleurs névralgiques anciennes et rebelles que rien n'avait sensiblement modifiées, et qui, sur les conseils de M. Hérard et les siens, ayant pris du salicylate de soude à dose moyenne, 4 à 6 grammes, fut guérie en trois jours. De plus, c'est surtout contre l'élément douleur que la médication salicylée m'a toujours paru le plus active dans les diverses maladies auxquelles je l'ai appliquée ou vu appliquer.

L'*état du sang et l'état des vaisseaux* constituent souvent, chez les goutteux, des contre-indications à l'emploi des salicylates. J'ai pratiqué pendant deux ans, chez tous les goutteux soumis à mon observation, la numération des globules, et j'ai, dans l'immense majorité des cas, trouvé un chiffre notablement inférieur à la normale, de 3,200,000 à 3,800,000 globules rouges généralement, parfois moins encore, 2,500,000. Je ne crois pas que, dans ce cas, on puisse impunément donner, soit pendant peu de temps, mais à haute dose, soit pendant longtemps à dose moyenne, un médicament aussi déprimant, par rapport aux actions nerveuses, aussi spoliateur, par rapport à tous les éléments constituants de l'organisme, que l'acide salicylique; c'est à l'expérience de prononcer.

J'ai recherché avec soin l'état des organes de la circulation chez les goutteux, et j'ai très-souvent constaté chez eux sinon des indurations véritables, au moins de la dureté des parois artérielles; j'ai trouvé souvent une hypertrophie des cavités gauches plus ou moins marquée, que j'ai attribuée à l'état des reins plus ou moins sclérosés, et j'ai obtenu souvent, par le sphygmographe, les caractères du pouls se développant dans des artères athéromateuses ou dans un système artériel rétréci à son origine centrale. Ces modifications, coexistant à une altération rénale même très-légère, peuvent très-rapidement, sous l'influence de la congestion du rein survenant par l'effet de la médication, amener sinon des lésions anatomiques mortelles du côté des artérioles cérébrales anévrysmatiques, ou seulement athéromateuses, sans dilatation, du moins des perturbations graves dans la circulation générale ou dans les circulations locales, suivant la puissance et l'état anatomique du cœur.

En passant en revue les contre-indications de la médication salicylée, je n'ai rappelé à dessein que quelques-uns de ses effets physiologiques. Nous les avons tous assez présents à l'esprit pour nous demander comment, dans le cas où elle est appliquée, elle peut agir, et dans quelles conditions elle peut être appliquée au traitement de la goutte.

On avait cru, au début des expériences faites avec l'acide salicylique, trouver dans ce médicament un antipyrétique direct, fidèle et énergique; c'est même à ce titre et à celui d'antiseptique qu'il nous est venu d'Allemagne; mais on a, depuis, reconnu que l'action antipyrétique n'était obtenue qu'avec l'apparition des phénomènes toxiques; M. Bouchard, notamment dans la goutte, a vu la fièvre persister pendant toute la durée de l'évolution d'un accès, chez deux malades, malgré la continuation du médicament qui calmait manifestement la douleur. J'ai moi-même constaté la persistance de la fièvre, malgré l'administration du salicylate poussée jusqu'à apparition des bourdonnements d'oreilles.

Dans l'accès franchement aigu et dans l'accès suraigu, il y aurait, ce nous semble, le plus souvent danger très-grand ou inutilité à employer le salicylate ; danger, si les doses étaient assez élevées pour abattre d'emblée la douleur et la fièvre; inutilité, si les doses n'étaient administrées qu'avec modération, et jusqu'à première apparition des phénomènes physiologiques.

Quand il y a douleur vive et fièvre modérée, le salicylate produit, au contraire, des effets sédatifs parfois remarquables, calmant directement la douleur et indirectement l'état fébrile.

Quand il y a peu de douleur spontanée, pas de fièvre, altération progressive de nombreuses articulations, comme dans certaines formes rhumatismales ou goutteuses désignées sous le nom vague de rhumatisme goutteux, le salicylate m'a paru sans effet, sauf pour calmer les exacerbations douloureuses; c'est là du moins ce que j'ai observé jusqu'à présent.

Employé pendant longtemps et à haute dose, il m'a paru produire des effets analogues à ceux des préparations de colchique longtemps continuées : rapprochement des accès; santé incomplète entre les accès; accès moins violents; transformation de la goutte franche en goutte torpide, atonique; acheminement marqué vers l'état de cachexie goutteuse. Dans un cas seulement, j'ai vu un résultat absolument inverse et en tous points satisfaisant, comparable à ceux qui ont été mentionnés par M. Sée, à celui qui m'a été signalé par M. Maurice Raynaud, et à ceux qui ont été observés à titre exceptionnel par plusieurs de nos confrères, peu partisans malgré cela de la médication salicylée dans la goutte : c'était précisément chez un ami intime d'un malade, qui, atteint quelque temps après lui d'un accès de goutte, et traité comme lui, est mort, ayant pris pendant dix jours consécutifs 5 grammes de salicylate. Les douleurs avaient à peu près complétement disparu depuis trois jours quand s'accusa le malaise qui précéda la mort de quelques heures seulement. Il s'était formé du jour au lendemain, et sans cause appréciable, une eschare superficielle à la partie interne du genou qui avait été le siége de l'accès.

Le malade était-il diabétique ou glycosurique? Je l'ignore.

De tout ce que j'ai observé, vu, lu et entendu, et que je viens de résumer devant vous, j'ai tiré les conclusions suivantes, qui, jusqu'à ce que de nouveaux faits soient venus modifier ma manière de voir, resteront pour moi l'expression de la vérité sur la question du salicylate de soude dans le traitement de la goutte :

Le salicylate de soude, pas plus que le colchique, ne saurait constituer la médication de la goutte chronique.

Le salicylate de soude n'étant ni un spécifique, ni un diurétique capable de provoquer l'expulsion critique des réserves uriques de l'économie, ni un antipyrétique direct, ne saurait être considéré comme le médicament par excellence, le *remède* de l'accès de goutte.

Dangereux par lui-même, aux doses nécessaires pour obtenir une action profonde, quand son élimination régulière n'est pas absolument certaine, il ne saurait être employé sans péril pour tenter de juguler un accès de goutte, et, malgré les résultats éclatants qui ont été signalés, et qu'on peut espérer dans quelques cas, il doit être, d'une manière générale, proscrit du traitement de l'accès aigu à son début.

Je dis qu'employé au début de l'accès aigu, et à titre de jugulateur, le salicylate est dangereux par lui-même, d'une manière absolue, parce que ses effets toxiques confinent parfois de très-près aux effets physiologiques, et qu'on doit passer outre à l'apparition de ceux-ci, si l'on veut quand même, en pareil cas, arriver aux effets thérapeutiques.

Je dis qu'il est, en outre, dangereux par le fait du sujet, parce que chez lui peuvent exister des contre-indications nombreuses : les unes masquées par l'état aigu, les autres créées par le paroxysme lui-même.

Employé à haute dose, il peut être dangereux et par son fait et par le fait du malade, parce que, sans qu'il existe chez celui-ci de contre-indication apparente, il peut ne pas être éliminé régulièrement et devenir dès lors toxique.

Manifestement analgésique, le salicylate de soude peut, à ce titre, être avantageusement employé dans la goutte. Il réussit généralement, en effet, à calmer la violence des douleurs dans l'accès d'intensité moyenne, quelquefois même à les éteindre; aussi, comme sédatif de la douleur, il peut, en ce cas, revendiquer une place des plus honorables parmi les moyens connus.

Il peut être habituellement employé sans danger et avec avantage, aux conditions suivantes :

Absence soigneusement constatée de contre-indications, spécialement du côté des voies urinaires et des organes de la circulation.

Administration à la fin seulement de la période ascendante de l'accès.

Surveillance attentive du malade, qui devra suspendre pendant un temps variable l'emploi du médicament dès que se manifesteront avec persistance les phénomènes physiologiques.

Examen des urines, qui permettra de juger de l'élimination régulière ou non du médicament (recherche par le perchlorure de fer étendu).

Ce n'est que dans des circonstances particulièrement favorables qu'il peut être employé sans danger au début de l'accès, mais toujours, dans ces cas, à dose modérée, et sous une surveillance minutieuse.

L'administration du salicylate peut être avantageusement combinée avec celle des préparations de quinquina, surtout à la fin de la période d'état et pendant la période de déclin de l'accès, si la douleur indique son emploi prolongé.

C'est un médicament actif, puissant, à conserver dans l'arsenal thérapeutique *de la goutte*, mais bien inférieur dans celle-ci à ce qu'il est dans *le rhumatisme*.

P. S. — M. le professeur G. Sée, dont je regrettais de ne pouvoir citer l'opinion actuelle sur le salicylate appliqué au traitement de la goutte (la leçon qu'il se proposait de faire durant l'hiver sur ce sujet n'ayant pas été faite), a bien voulu me l'exprimer lorsqu'il a eu, par l'UNION MÉDICALE, connaissance de ma communication à la Société de médecine de Paris, et de mon *desideratum*.

Je l'en remercie bien sincèrement, et les lecteurs de l'UNION, qui ne demandent comme moi que la lumière, lui en sauront également gré.

Voici les conclusions du savant professeur de clinique :

« 1° Le salicylate de soude employé dans la goutte, *ainsi que je l'ai indiqué et en l'absence des contre-indications que j'ai formulées déjà*, n'a *jamais* amené de métastase ou de rétrocession de la goutte.

2° Le salicylate de soude n'a jamais amené d'accidents gastriques depuis le jour où j'ai fait prendre après chaque dose, soit un demi-verre d'eau alcoolisée, soit du sous-nitrate de bismuth.

3° Le salicylate peut être employé sans inconvénient *dès le début* de l'accès de goutte, à la condition qu'il n'existe de contre-indication ni du côté des reins, ni du côté du cœur (lésions du cœur sans compensation, cœur forcé, cœur sénile).

4° Pour obtenir les effets curatifs du salicylate il faut, dans la goutte comme dans le rhumatisme, l'employer *méthodiquement*.

Le meilleur mode d'emploi dans la goutte consiste dans l'administration : 1° de 6 grammes pendant les trois premiers jours ; 2° puis de 4 grammes pendant les trois jours suivants, et ainsi de suite, alternativement de trois en trois jours, 6 grammes et 4 grammes, pendant trois semaines.

5° Parmi les cas, au nombre de plus de 100, que j'ai vus, j'ai constaté, au point de vue du résultat définitif, 4 à 5 cas d'insuccès complets; les malades restèrent absolument indifférents et aux effets physiologiques et aux conséquences thérapeutiques du médicament. Sur les 90 à 95 cas restants, plus de moitié ont été guéris *immédiatement* de l'accès traité, à condition de continuer l'usage du remède pendant deux ou trois semaines. Dans l'autre moitié de la série, j'ai *toujours* observé la suppression de la douleur, mais il semblait que la goutte fût obligée pour ainsi dire de parcourir les autres jointures; toutes étaient passées en revue, et, fait remarquable, sans que *jamais*, même dans ces cas qui duraient deux ou trois semaines, aucun organe interne fût pris; ainsi, même dans ces gouttes généralisées, la métastase était absolument nulle; toutes les théories émises à ce sujet sont restées, pour moi, à l'état de lettre morte.

6° Dans la goutte chronique, la continuation du traitement, à la dose de 5 grammes pendant toute une année, n'a produit que des effets favorables; j'ai vu, avec plusieurs praticiens, des cas de guérison complète de goutte chronique. Lorsque le malade s'affaiblit, je prescris en même temps de l'iodure de potassium à la dose de 2 grammes par jour.

7° Dans les névralgies trifaciales, même dans les tics douloureux datant de longues années, les résultats ont été des plus remarquables; peu m'importe que ces névralgies soient rhumatismales, goutteuses ou non.

8° J'ajouterai, relativement *au rhumatisme,* cette conclusion que je n'avais pas osé formuler à l'origine de mes recherches : Loin de nuire, comme le feraient croire quelques complaintes, le salicylate, donné au *début* d'un *premier* accès de rhumatisme, non-seulement enraye *immédiatement* la marche du rhumatisme articulaire, mais il empêche l'envahissement du cœur; il arrête *toute* la maladie dans son évolution et sa progression vers les viscères. Les statistiques étrangères, surtout celles des hôpitaux militaires et civils d'Allemagne, démontrent que, sur 185 cas bien observés, et traités dès le premier ou le deuxième jour d'une *première* attaque de rhumatisme, on ne trouve plus que 5 cas de lésions du cœur sur 100 rhumatismes, au lieu de 25, 50 et même 80 complications sur 100, chiffre qui confirmait la loi de coïncidence de l'endopéricardite avec le rhumatisme; c'est évidemment là le plus grand bienfait de cette méthode de traitement; ce résultat, je l'ai confirmé de tous points sur 20 cas (environ) que j'ai pu suivre depuis le premier jour jusqu'à six à quinze mois, soit en ville, soit à l'hôpital. La même appréciation a été émise par des cliniciens de nos hôpitaux, et ce jugement vaut bien celui des médecins expectants, c'est-à-dire qui attendent des malades.

9° Dans le rhumatisme chronique ou noueux, la guérison est possible, et je pourrais citer des faits analogues à celui de M. de Beauvais, c'est-à-dire la suppression des accès douloureux, et même la disparition plus ou moins complète des engorgements articulaires.

10° Un fait qui démontre que l'emploi du salicylate ne diminue pas, c'est que la consommation journalière de ce médicament atteint le chiffre de 500 grammes dans les hôpitaux de Paris. D'après la statistique de la Pharmacie Centrale des hôpitaux, c'est, en effet, par 15 et 20 kilogrammes que se chiffre la consommation mensuelle du salicylate. »

Les conclusions de M. le professeur Sée sont de celles qui sont le plus favorables à l'emploi du salicylate dans la goutte, et sa statistique a, par le fait du nombre et de la prolongation des observations, la plus grande valeur. Elle montre qu'en l'absence des contre-indications tirées de l'état des reins et de l'état du cœur, la médication salicylée peut être poussée sans danger plus activement que je ne l'ai dit, me basant sur les faits et les appréciations que j'ai signalés au cours de ma communication.

Des conclusions de M. Sée et des faits que j'ai rapportés, je peux, à mon tour, conclure :

1º Que c'est chez les hommes jeunes, chez les malades qui n'ont pas encore subi les atteintes de la cachexie goutteuse, ou qui ne présentent aucune tendance à la dépression nerveuse, que la médication salicylée peut être employée sans danger et avec chances de succès.

2º Que c'est spécialement par son action analgésiante, action, du reste, déjà affirmée par M. Sée dans sa première communication, que le salicylate agit en général.

3º Que la consommation considérable du salicylate qui se fait dans les hôpitaux prouve l'efficacité indiscutable et indiscutée, après deux ans d'épreuve, de ce médicament employé contre le rhumatisme, mais ne témoigne pas de son efficacité dans la goutte, car c'est là une maladie à peu près inconnue dans la clientèle hospitalière.

⁂

Paris. — Typographie Félix Malteste et Cᵉ, rue des Deux-Portes-Saint-Sauveur, 22.

www.ingramcontent.com/pod-product-compliance
Lightning Source LLC
LaVergne TN
LVHW011039050726
842519LV00004B/1447